コピーして使えるいきいき脳トレ遊び⑪

シニアの
バラエティクイズ & パズルで
楽しく
脳トレ

脳トレーニング研究会 編

JN098215

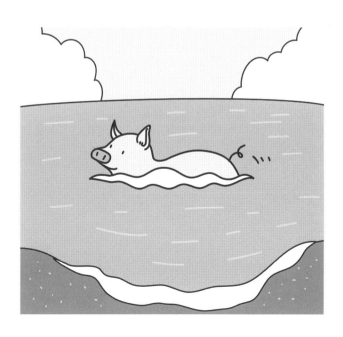

黎明書房

はじめに

　この本は，とんちのきいたクイズやパズル，楽しい雑学クイズなどを集めた脳トレ本です。

　今回は，おなじもの探し，いろはスケルトン，Ｔの字足し算，持ち歌でないのは？などバラエティに富んだクイズ&パズルをたくさん用意しました。さあ，とことん脳トレを楽しんでください。

　そして100歳になってもボケずに人生を楽しみましょう！

　施設などでご利用の際は，コピーしてお使いください。

2023年4月

　　　　　　　　　脳トレーニング研究会

目 次

問題　色々な動物が仲良しグループを作っています。見本とおなじ仲良しグループを探してください。2つあります。

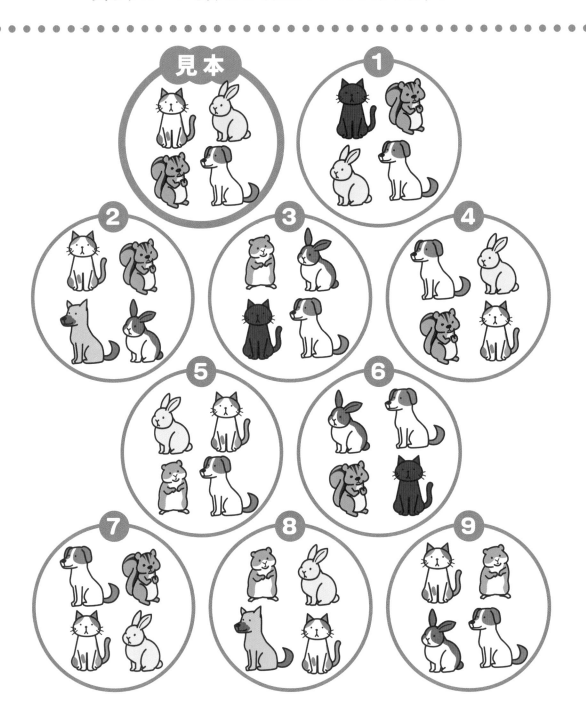

おなじもの探し②
身に着ける物仲良しグループ

問題 身に着ける色々な物がグループを作っています。見本とおなじ身に着ける物のグループを探してください。2つあります。

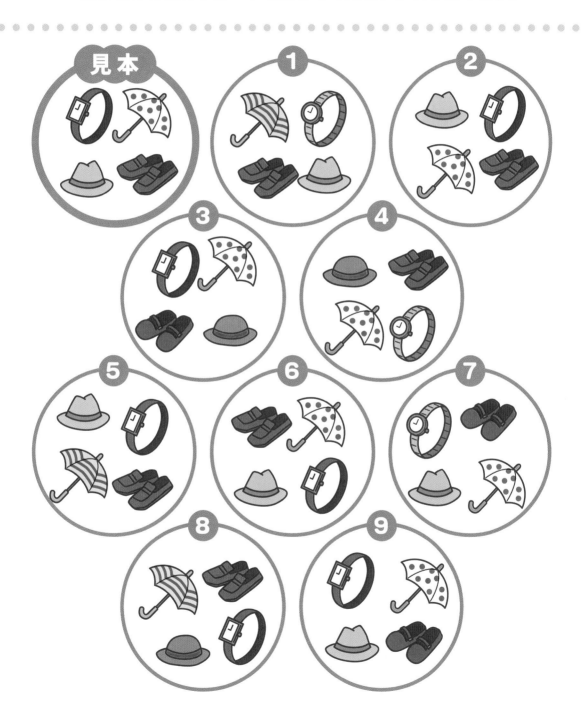

問題 空いているマスに1～9の数を入れて，縦横それぞれ足して合計が同じ数になるようにしてください。

例 合計が6。

2	**1**	3
	2	
	1	
	2	

答え「1」。

① 合計が9。

4		2
	2	
	1	
	3	

② 合計が18。

5		6
	3	
	4	

③ 合計が17。

6		7
	1	
	3	
	1	

④ 合計が12。

4		6
	5	
	1	
	2	

⑤ 合計が23。

8		9
	6	
	2	
	4	

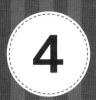

いろはスケルトンを楽しもう 初級編

問題　2字，3字，4字の言葉を空いているマスに1回ずつ入れてください。1マスにひらがなが1つ入ります。例にならって，ひらがなをつなげて，いろはスケルトンを楽しみましょう。

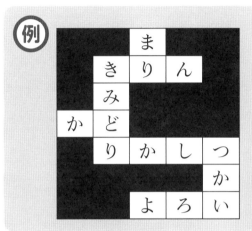

例

| 2字：かど　まり |
| 3字：つかい　きりん　よろい |
| 4字：りかしつ　きみどり |

| 2字：かご　どる　ちか　かこ　どろ |
| 3字：てんぐ　ごりら　りんご |
| 4字：ごんどら　どんぐり　こんどる |

5 人気絶頂！街に間違いさがしに行こう

問題　街に間違いさがしに行くことが，人気絶頂です。今日は，よし子さんが，街に間違いさがしです。

1 おかしな看板を，まず発見！いったい何を売っているのでしょう？

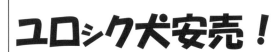

2 動物病院がありました。なんだか変です。

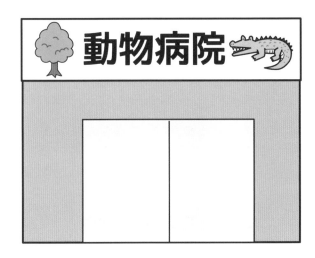

3

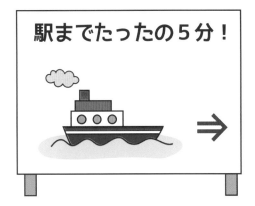

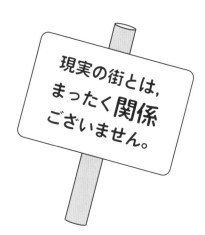

4 街をぶらぶらしていると，勝鬨橋のような橋がありました。でも，これもなんだか変でした。

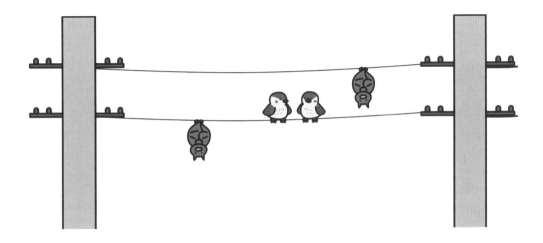

5 よし子さんが空を見上げました。なんだか変です。

6 よし子さんは，ジュースを買おうとしました。

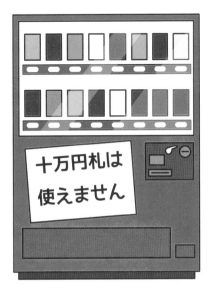

十万円札は
使えません

問題 この漢字たちは，いったいどう読むのでしょう。とんちで答えてください。

①

月 月
月 月 月
月 月

②

季 季
季 季

③ 海

④

九 九 九
九 九
九 九 九
九 車

⑤ 髪

⑥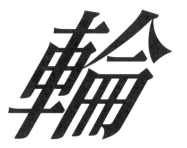

⑦ ○筆

⑧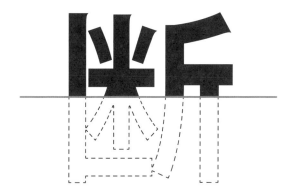

問題　江戸時代に大流行した判じ絵を、現代に復活させました。いったい，どう読むのでしょう？

1

2

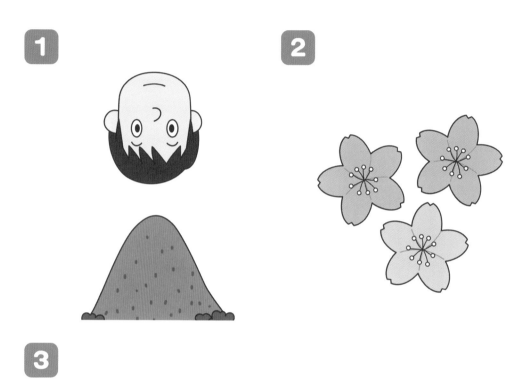

3

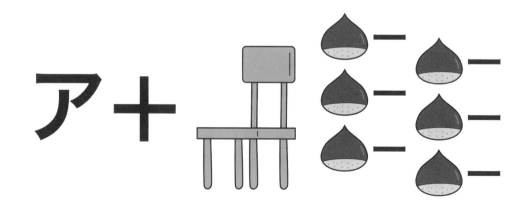

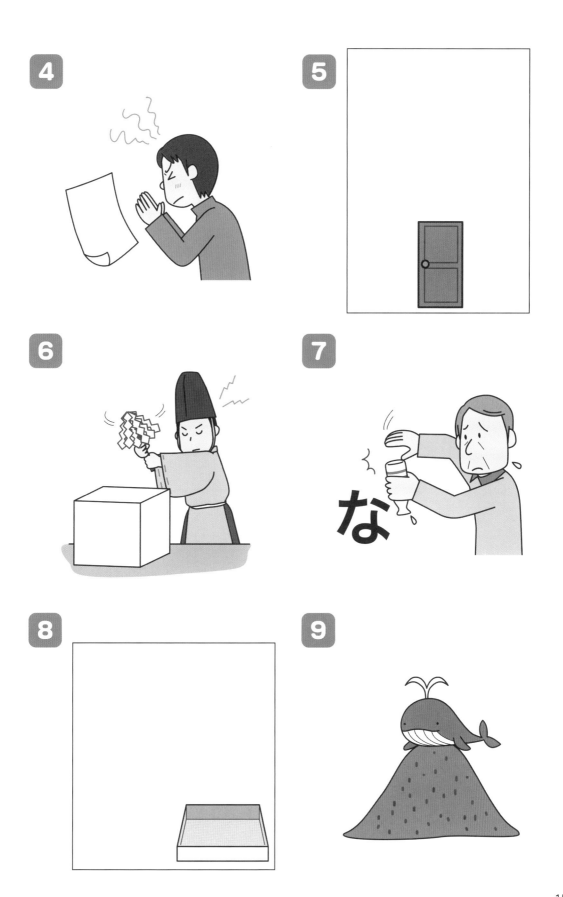

8 クロスワードパズル 初級編

問題 クロスワードパズルは，語彙力を維持し，高めるのにもってこいの言葉遊びです。まずは，初級からお楽しみください。□をつなぐと，平安時代の貴族たちの好んだスポーツになります。

1	2	3		4
5	□		■	
6		□	7	
8		■		■
■	9			□

タテの鍵

1　登りはきつい。
2　キリストの誕生日。
3　日本間の上にある，美しい透かし彫りなどのある仕切り。
4　周りよりくぼんでいるところ。
7　さらにくわえること。

ヨコの鍵

1　初夏のかわいい果実。
5　果実は砂糖漬けや干して咳止めに。
6　まずい組み合わせ。
8　韓国の民族衣装。
9　プラタナス。

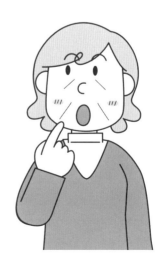

16

問題 県庁所在地の市と県の名のちがうところは全部で18あります。そこから10選びました。それぞれ，県庁所在地の市と県を線でつないでください。

名古屋市・　　　　　・山梨県

さいたま市・　　　　　・宮城県

松　山　市・　　　　　・栃木県

仙　台　市・　　　　　・島根県

甲　府　市・　　　　　・愛知県

那　覇　市・　　　　　・茨城県

松　江　市・　　　　　・愛媛県

大　津　市・　　　　　・埼玉県

水　戸　市・　　　　　・沖縄県

宇都宮市・　　　　　・滋賀県

問題

女子駅伝の大会では，今，激しい順位争いが行われています。沿道の応援も最高潮です。右の絵と左の絵では，間違いが5つあります。見つけてください。

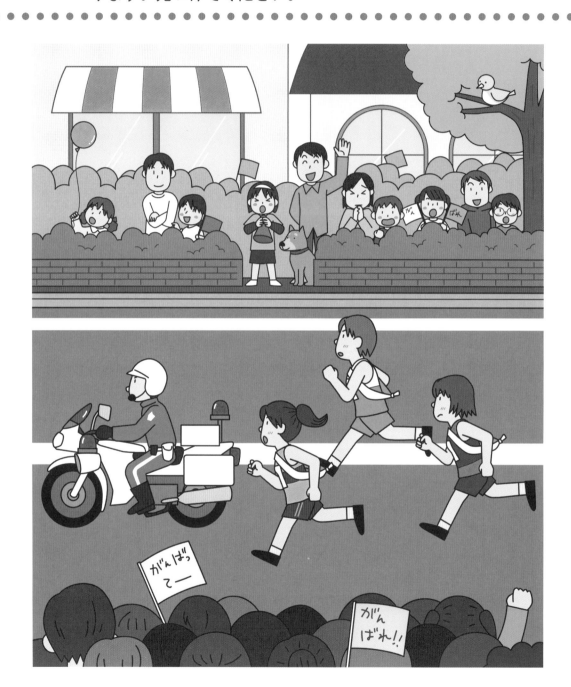

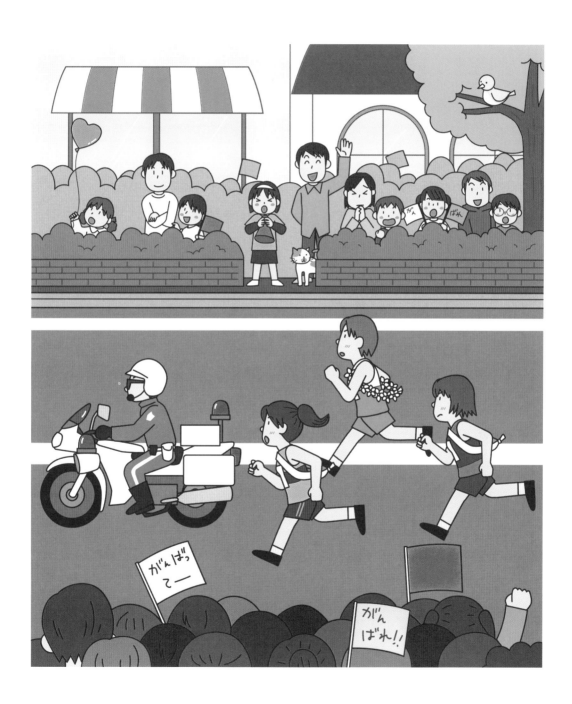

問題 いろいろなものを比べてみましょう。意外な発見があるかもしれません。

① どちらが高い？ **東京タワー**と**通天閣**

② どちらが高い？ **東京スカイツリー**と**磐梯山**（ばんだいさん）

③ どちらが大きい？ **甲子園球場**と**神宮球場**のグラウンドの広さ

④ どちらが大きい？ **太陽**と**地球**

⑤ どちらが長い？ **1mm**と**1m**

⑥ どちらが長い？ **象の鼻**と**ロバの耳**

⑦ どちらが明るい？ **月**と**太陽**

⑧ どちらが明るい？ **火星**と**金星（明けの明星）**

⑨ どちらが硬い？ **真珠**と**琥珀**（こはく）

⑩ どちらが硬い？ **ダイヤモンド**と**エメラルド**

⑪　どちらが遠い？　**地球から月と地球から火星**

⑫　どちらが遠い？　**東京から青森と東京から大阪**

⑬　どちらが重い？　**金と水**

⑭　どちらが重い？　**五十円玉と十円玉**

⑮　どちらが軽い？　**空気と水素**

⑯　どちらが軽い？　**銅と銀**

⑰　どっちが早く着く？　**こだまとのぞみ**

⑱　どっちが早く着く？　**特急電車と普通電車**

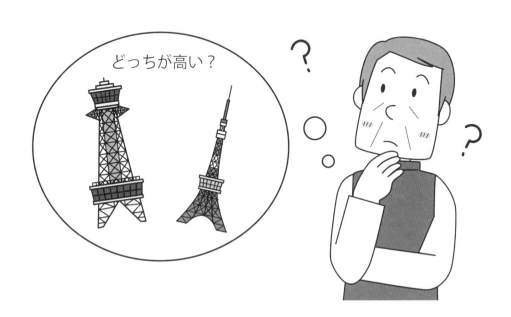

どっちが高い？

12 ひらがな判じ絵

問題　ひらがながいくつもあったり，1つだけのものもあります。さてどう読むのでしょう。

①
ひ　ひ
ひ　ひ

②

③
に　に
に　に

④
なみ　なみ
　　　なみ

⑤
きききききききき
きききききききき
きききききききき
きききききききき
ききききききき……

⑥
いず　いず　いず
いず　いず　いず
いず　いず　いず

⑦

⑧
い

問題　2桁，3桁，4桁の数字を空いているマスに1回ずつ入れてください。1マスに数字が1つ入ります。例にならって，数字をつなげて，ナンバースケルトンを楽しみましょう。

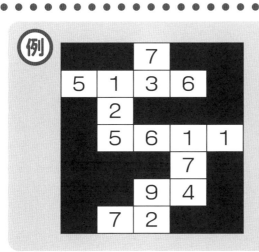

（例）

2桁：72　73　92
　　　94

3桁：125　174

4桁：5611　5136

2桁：28　94

3桁：567　712
　　　748　962

4桁：1932
　　　5781
　　　6358

問題 世の中には，ピクトさんと呼ばれる人の形をした絵文字がいっぱい活躍しています。では，次のピクトさんは，何を表しているでしょう？　ア，イから選んでください。

①

ア 入口
イ 非常口

②

ア 更衣室
イ ロッカーダンス

③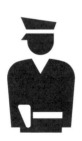

ア 警察
イ 警備員

④

ア バスの停留所
イ 休憩所

⑤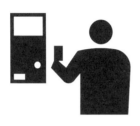

ア きっぷうりば
イ ガソリンスタンド

⑥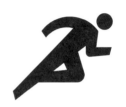

ア マラソンのスタート地点
イ 陸上競技場

⑦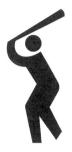

ア 野球場
イ バッティングセンター

⑧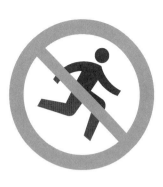

ア 坂道注意
イ 走るな

⑨

ア 救援不可
イ 遊泳禁止

⑩

ア 静かに
イ 一人だけ OK

⑪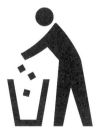

ア 洗濯機
イ ゴミ箱

⑫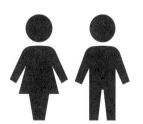

ア 幼稚園
イ 子どもお手洗い

15 円形迷路に挑戦！

問題　入口から入り，みごと，宝の箱に行き着いてください。

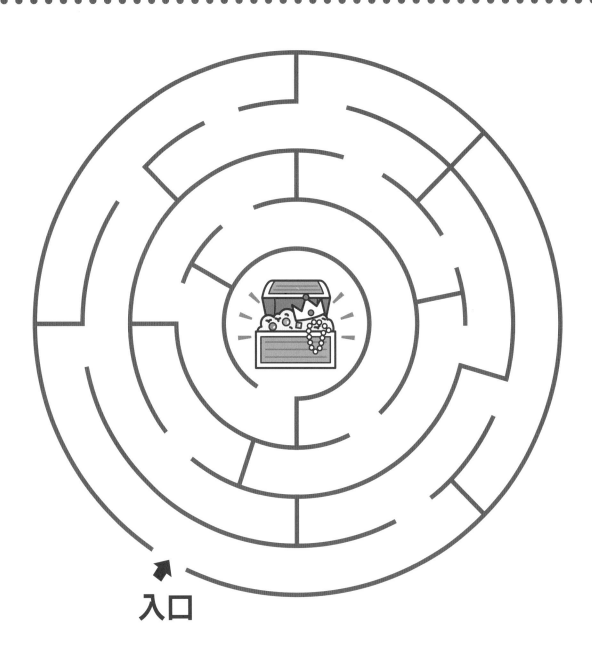

入口

16 言葉見つけ

問題 「カバ」や「なす」のようにいくつもの言葉が隠れています。隠れている言葉を，ヨコ・タテ・ナナメで見つけてください。逆から読んでもOKです。文字が重なっている場合もあります。

① 植物以外の生き物の名前をどんどん見つけてください。

バ←カ	ル	イ
ギ	イ	コ	タ
サ	シ	ソ	チ
ウ	マ	ギ	ン

② 食べ物の名前をどんどん見つけてください。

い	か	め	し	ご
な→す	ん	ぼ	ん
つ	て	う	め	だ
ま	ら	ー	め	ん
こ	い	こ	く	あ

問題 下の□□の中の漢字を使って，意味が通じるように空いているマスを埋めてください。全ての漢字を1回使います。

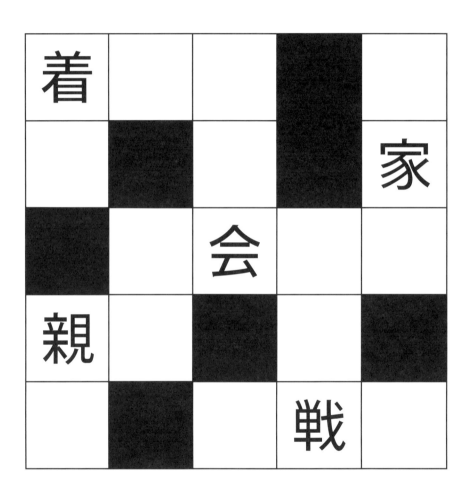

激 言 衣 宣 方 区 楽
子 一 大 信 音 伝

問題 数々のヒット曲を出した歌手のみなさんです。では，それぞれの歌手の持ち歌でないのはどれでしょう。

① 山口百恵
（ア いい日旅立ち　　イ 秋桜（コスモス）　　ウ 彼岸花）

② 松田聖子
（ア 青い珊瑚礁（さんごしょう）　　イ わたしの彼は左きき
ウ 赤いスイートピー）

③ ピンク・レディー
（ア 待つわ　　イ ペッパー警部　　ウ UFO）

④ 舟木一夫
（ア 修学旅行　　イ 潮来笠（いたこがさ）　　ウ 高校三年生）

⑤ 三橋美智也
（ア 古城　　イ 哀愁列車　　ウ 王将）

⑥ 石川さゆり
（ア リンゴ追分　　イ 天城越え　　ウ 津軽海峡・冬景色）

⑦ 島倉千代子
（ア この世の花　　イ 愛燦々（さんさん）　　ウ 人生いろいろ）

⑧ 美空ひばり
（ア 柔　　イ 悲しい酒　　ウ テネシーワルツ）

⑨ 北島三郎
（ア 俵星玄蕃（たわらぼしげんば）　　イ 函館の女　　ウ まつり）

19 十字足し算

問題 空いているマスに 1 ～ 9 の数を入れて，縦横それぞれ足して合計が同じ数になるようにしてください。ただし，同じ数を入れてはいけません。答えはいくつもあります。

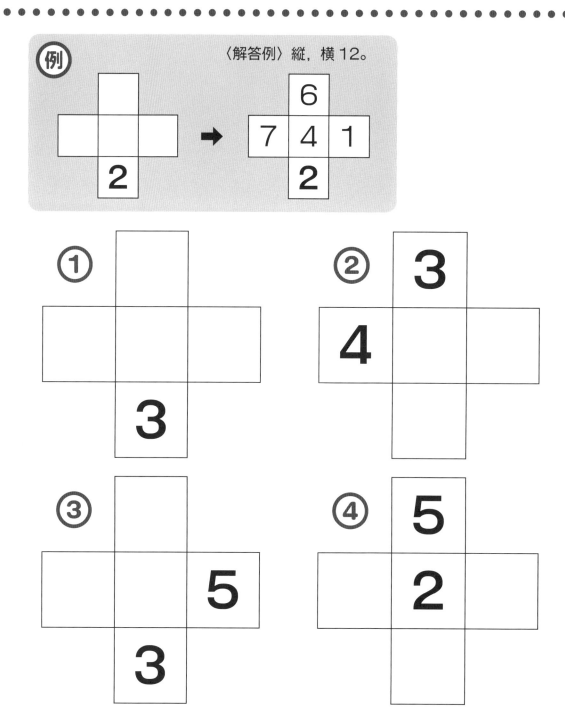

例　〈解答例〉縦，横12。

30

20 相続比べ

問題　太郎さん，次郎さん，三郎さんが，お父さんの土地を相続しました。さて，だれが一番広い土地を相続したでしょう。

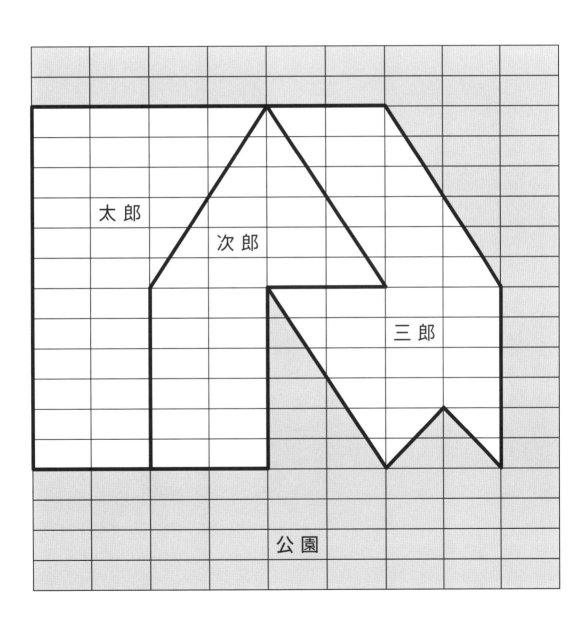

問題 　江戸時代に大流行した判じ絵の現代版を，もう一度お楽しみください。

①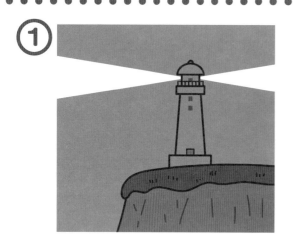

②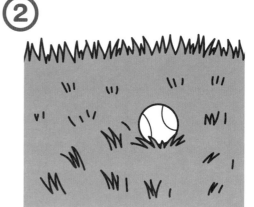

③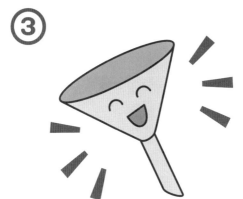

④ 右のバケツは…？

ヒトデが
いっぱい！

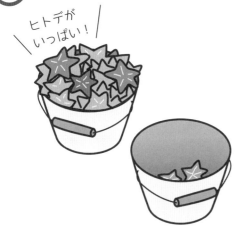

⑤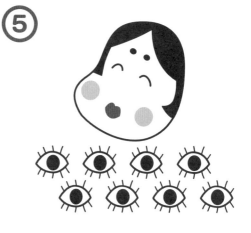

問題 下の ☐☐☐ の中の漢字を使って，意味が通じるように空いているマスを埋めてください。二度使う漢字が１つあります。辞書使用OKです。辞書を使うのも脳トレの内です。

	統		■		
	■			■	金
全			行		
■		■		■	
	■	画			■
鉄			■		

面	人	確	内	一	助	資	鋼	的	学
仮	不	支	実	旅	完	国	知	援	合

問題 空いているマスに１〜９の数を入れて，縦横それぞれ足して合計が同じ数になるようにしてください。同じ数を何回使ってもOK です。答えはいくつもあります。

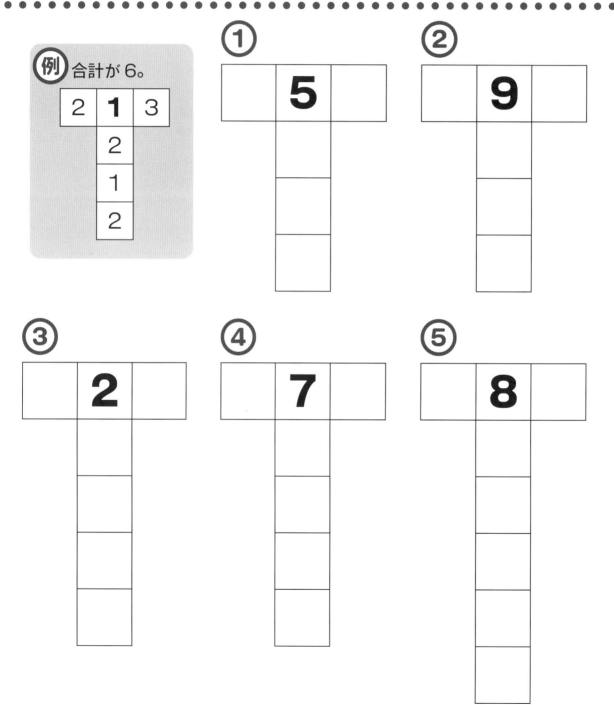

例 合計が6。

2	**1**	3
	2	
	1	
	2	

いろはスケルトンを楽しもう 上級編

問題 2字，3字，4字，5字の言葉を空いているマスに1回ずつ入れてください。1マスにひらがなが1つ入ります。例にならって，ひらがなをつなげて，いろはスケルトンを楽しみましょう。

例

ら	い	お	ん	
じ		か		
お		ら	く	だ
	あ		す	
か	ん	け	り	

2字：あん

3字：くすり　おから
　　　らじお　らくだ

4字：らいおん
　　　かんけり

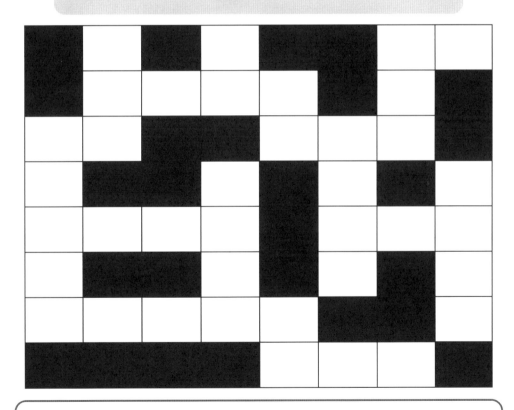

2字：りし　くい　かり　すし　いし
3字：してん　ぞうり　いはん　ごはん　しけん
4字：ふうせん　てんどん　うぐいす　しんかい　けしごむ
5字：いせまいり　かきふらい

問題　たくさんの漢字が並んでいます。その中で一字だけ違うものがあります。見つけてください。

①

村村村村村村村村村村
村村村村村村村村村村
村村村村村村村村村村
村村村村村村村村村村
村村対村村村村村村村
村村村村村村村村村村

②

稿稿稿稿稿稿稿稿稿稿
稿稿稿稿稿稿稿稿稿稿
稿稿稿稿稿稿稿稿稿稿
稿稿稿稿稿縞稿稿稿稿
稿稿稿稿稿稿稿稿稿稿
稿稿稿稿稿稿稿稿稿稿

③

受受受受受受受受受受
受受受受受受受愛受受
受受受受受受受受受受
受受受受受受受受受受
受受受受受受受受受受
受受受受受受受受受受

④

枝枝枝枝枝枝枝枝枝枝
枝枝枝枝枝枝枝枝枝枝
枝枝枝枝枝枝枝枝枝枝
枝枝技枝枝枝枝枝枝枝
枝枝枝枝枝枝枝枝枝枝
枝枝枝枝枝枝枝枝枝枝

おなじもの探し③
グラス仲良しグループ

問題 飲み物を注ぐ色々なグラスがグループを作っています。見本とおなじ飲み物を注ぐグラスのグループを探してください。2つあります。

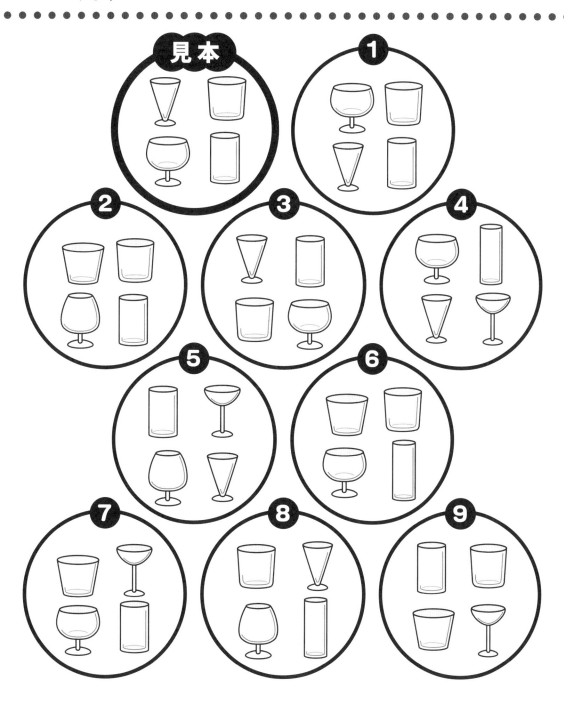

問題 この漢字たちは，いったいどう読むのでしょう。とんちで答えてください。

①

②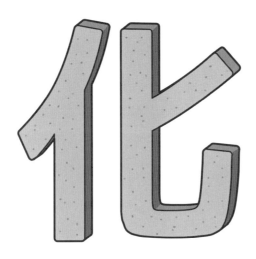

③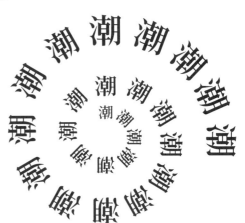

④

言語道

⑤ 一番左の「位」は？

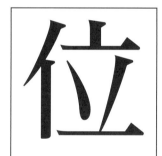

おまけ

km　kg　km　kg　km
kg　km　kg　km

ナンバースケルトンを楽しもう 中級編

問題 　2桁，3桁，4桁，5桁の数字を空いているマスに1回ずつ入れてください。1マスに数字が1つ入ります。例にならって，数字をつなげて，ナンバースケルトンを楽しみましょう。

例

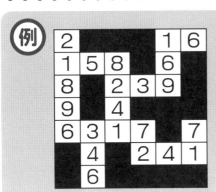

2桁：16　72　71

3桁：169　158　241
　　　239　346

4桁：8241　6317

5桁：21896

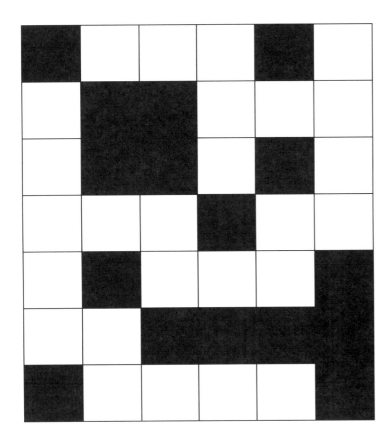

2桁：94　82
　　　21　66
　　　64

3桁：382　476
　　　913　239
　　　856

4桁：1934
　　　9624

5桁：13268

29 記憶力遊び 放射状の町

問題 放射状の町があります。バウムクーヘンのようなマスの中に家があります。三角屋根の家と四角い家です。これをよく見て，次のページの問題に答えてください。

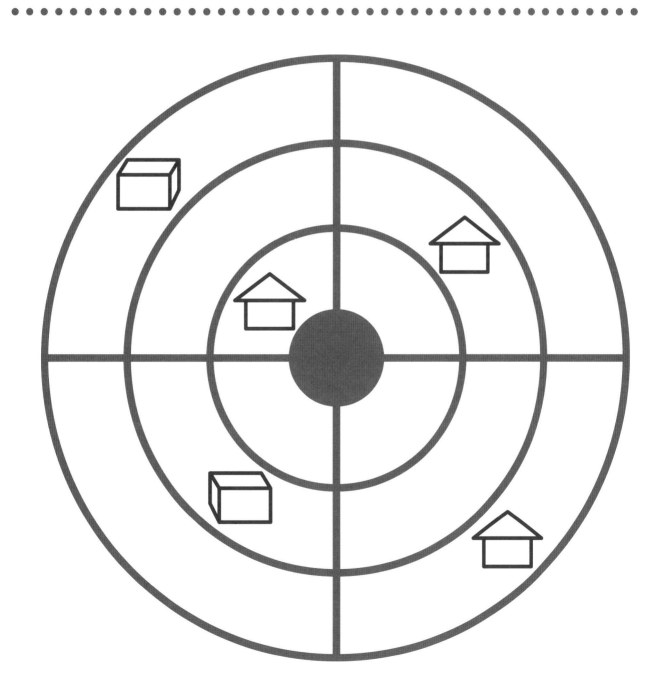

問題　前のページと同じマスに家を書いてください。三角屋根の家と四角い家を区別して書いてください。家は同じマスに入っていればOKです。

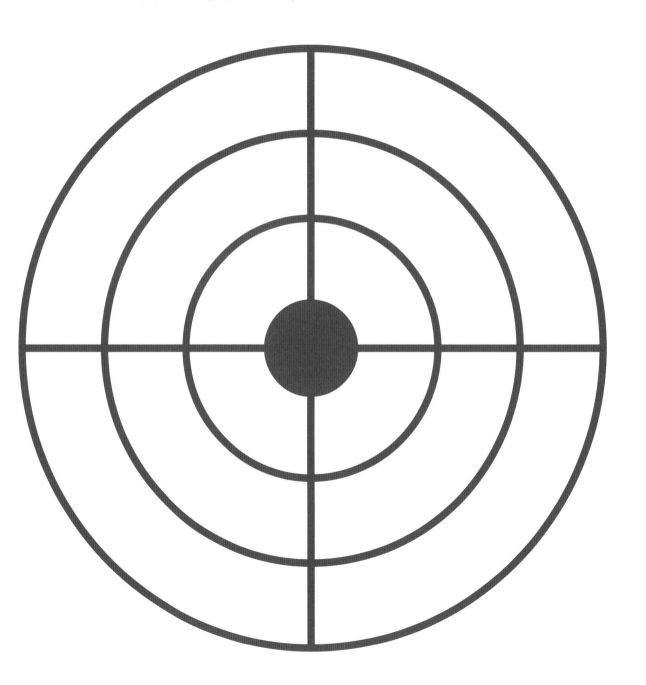

問題　下のマスの中のひらがなを使って，言葉をどんどん作ってください。同じ字を何度使っても OK です。

例 コミュニケーションに関する言葉です。

で	は	ぽ	び
き	み	が	わ
ご	れ	す	う
ん	て	ま	ほ

答え

でんわ（電話）　てがみ（手紙）
でんごん（伝言）　てれび（テレビ）　すまほ（スマホ）　でんぽう（電報）　はがき（葉書）

ヒント 食べ物です。

そ	り	つ	き	た
ろ	ら	あ	お	ど
れ	ば	ざ	か	ご
て	と	や	い	す
こ	ぜ	み	ん	ー

問題 例のように真ん中に漢字1字を入れて，三字熟語を2つ作ってください。読む方向は，上から下，左から右です。

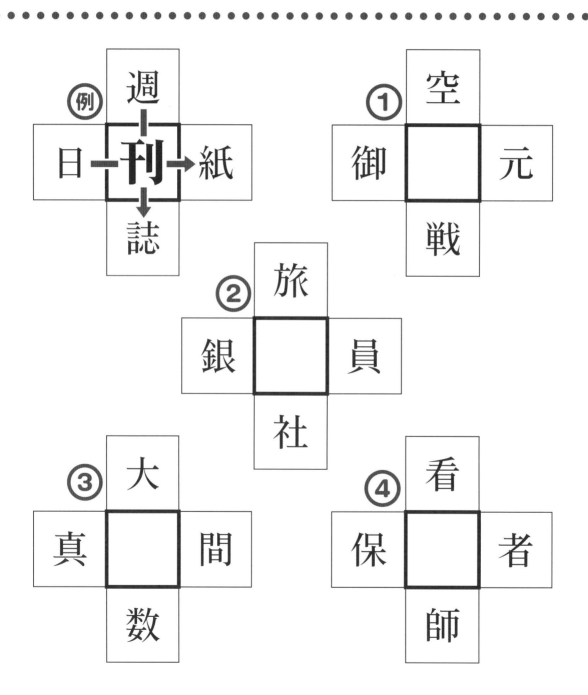

例
週
日→刊→紙
誌

① 空
御□元
戦

② 旅
銀□員
社

③ 大
真□間
数

④ 看
保□者
師

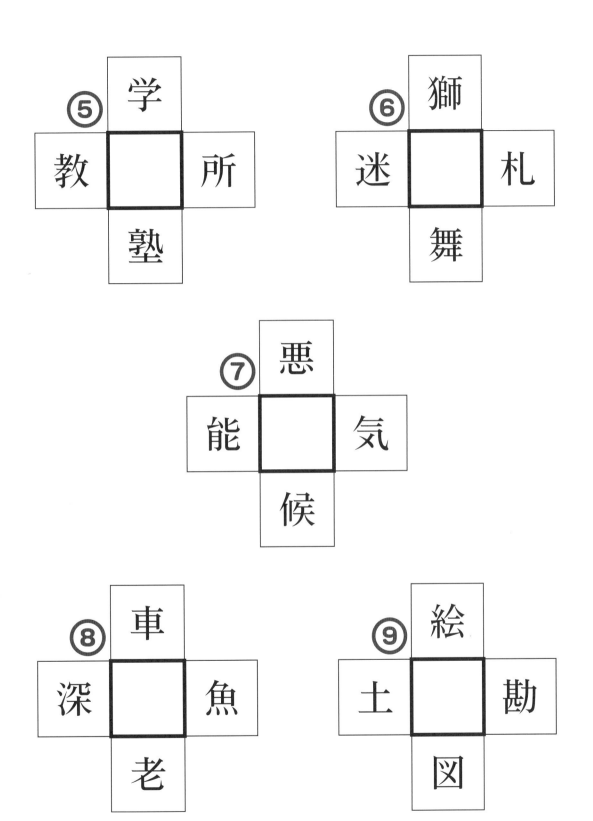

⑤ 学／教□所／塾

⑥ 獅／迷□札／舞

⑦ 悪／能□気／候

⑧ 車／深□魚／老

⑨ 絵／土□勘／図

問題　日本の国技といわれる相撲ですが，皆さんはどれだけ相撲のことを知っていますか。15のクイズに挑戦してください。○×で答えてください。

① 横綱と大関では，横綱の方が地位が上である。○か×か？

② 横綱の次に地位が上なのは関脇である。○か×か？

③ 横綱は，いくら負け越しても地位が下がることはない。○か×か？

④ 横綱は十両とも相撲を取る。○か×か？

⑤ 大関は3回負け越すと地位が十両に下がる。○か×か？

⑥ 小結は関脇より地位が低い。○か×か？

⑦ 前頭は20枚目まである。○か×か？

⑧ 番付の東西では，東が上位である。○か×か？

⑨ 相撲には引き分けがある。○か×か？

⑩ 相撲は8勝以上が勝ち越しである。○か×か？

⑪ 相撲の本場所は15日である。○か×か？

⑫ 1年で本場所は春夏秋冬の4回である。○か×か？

⑬ 俳句では相撲は秋の季語である。○か×か？

⑭ 懸賞金の1本の額は1万円である。○か×か？

⑮ 横綱に勝てば誰でも金星と言われる。○か×か？

33 地獄耳遊び

問題 下の文章を自分で読んでも結構です。また，誰かに読んでもらっても結構です。読んだり，聞いたりすることがすんだら，次のページの〇×問題に答えてください。

・・・・・・・・・・・・・・・・・・・・・・・・・・・・・・・・・・・・

① 「太郎さんの休日」

　朝起きると，とても良い天気でした。そこで，太郎さんはハイキングに行くことにしました。花子さんに断られたので，一人で，天狗山に出かけました。天狗山では，タヌキやキツネに出会いました。途中で，ワラビやゼンマイも採り，上機嫌で家に戻りました。

② 「雪子さんの休日」

　今日は，あいにくの雨でしたので，雪子さんは一日家にいました。読書三昧（ざんまい）です。午前中は『赤毛のアン』を読みました。昼食には，サンドウィッチを食べました。午後は，『吾輩は猫である』を読もうと思いましたが眠くなったので，昼寝をしました。目が覚めてからは，『源氏物語』に耽（ふけ）りました。

③ 「愛子さんの休日」

　愛子さんは，雨がふりそうなので，傘をもってでかけました。友だちの雪子さんと，お昼をいっしょにいただくのです。この町一番のトンカツ屋さんで12時に待ち合わせです。着いたら，雪子さんはまだ来ていませんでした。12時5分に雪子さんはやってきました。そこで，名古屋名物の味噌カツ定食を食べました。とてもおいしかったので，二人は大満足でした。

さあ，思い出して〇×で答えてください。できてもでき
なくても，笑ってください。

① 「太郎さんの休日」

　ア　この日は雨だった。〇か×か？

　イ　太郎さんは，ハイキングにでかけた。〇か×か？

　ウ　太郎さんは，天狗海岸にでかけた。〇か×か？

　エ　太郎さんは，タヌキやキツネに出会った。〇か×か？

　オ　太郎さんは，貝やカニを獲った。〇か×か？

② 「雪子さんの休日」

　ア　この日は晴れだった。〇か×か？

　イ　雪子さんは公園に出かけた。〇か×か？

　ウ　雪子さんは，午前中に『赤毛のアン』を読んだ。〇か×か？

　エ　雪子さんは，お昼にサンドウィッチを食べた。〇か×か？

　オ　雪子さんは，午後に『吾輩は猫である』を読んだ。〇か×か？

③ 「愛子さんの休日」

　ア　愛子さんは，傘を差してでかけた。〇か×か？

　イ　愛子さんの目的の場所は，トンカツ屋だった。〇か×か？

　ウ　愛子さんは，太郎さんと昼ご飯をいっしょに食べた。〇か×か？

　エ　愛子さんの方が，目的の場所に遅れて着いた。〇か×か？

　オ　愛子さんは，味噌カツ定食を食べた。〇か×か？

問題　クロスワードパズル上級編です。難しい言葉がいくつか入ってきます。どうしてもわからない場合は，辞書を引いても可です。辞書を引くことも立派な脳トレです。

1	2		3	4	■
5		■	6		7
8		9			
	■	10		■	
■	11		■	12	
13		■	14		■

タテの鍵

1　病気になった葉っぱ。
2　佐渡島では，○○○舟で有名。
3　一人で楽しむこと。
4　分かること。
7　かわいがっている子ども。
9　狸。
11　70歳。
12　だましやすい人。

ヨコの鍵

1　毎年，海の向こうから来て，海の向こうに帰って行くもの。
5　大事な物を収める建物。
6　俳句の催し。
8　チャップリンの名作。
10　回る物の中心。
11　とても小さな粒。
12　昔の乗り物。
13　秋の果物。
14　骨を切って食べる魚。

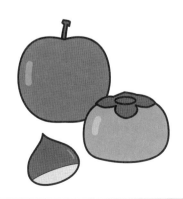

問題 例のように真ん中に漢字1字を入れて，二字熟語を4つ作ってください。読む方向は，例のように矢印に従ってください。

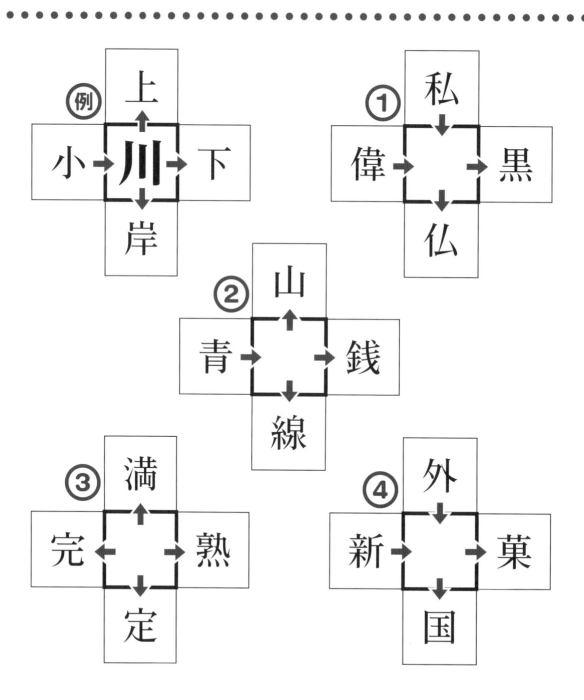

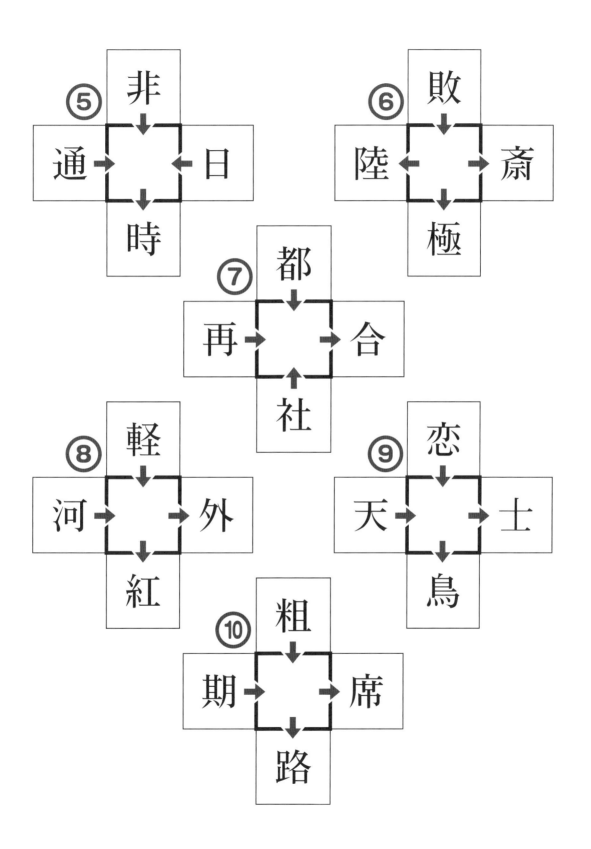

⑤ 非 / 通 → ← 日 / 時

⑥ 敗 / 陸 → ← 斎 / 極

⑦ 都 / 再 → → 合 / 社

⑧ 軽 / 河 → → 外 / 紅

⑨ 恋 / 天 → → 士 / 鳥

⑩ 粗 / 期 → → 席 / 路

問題　点を1～61まで順番につないでください。さあ何が出て来るでしょうか。

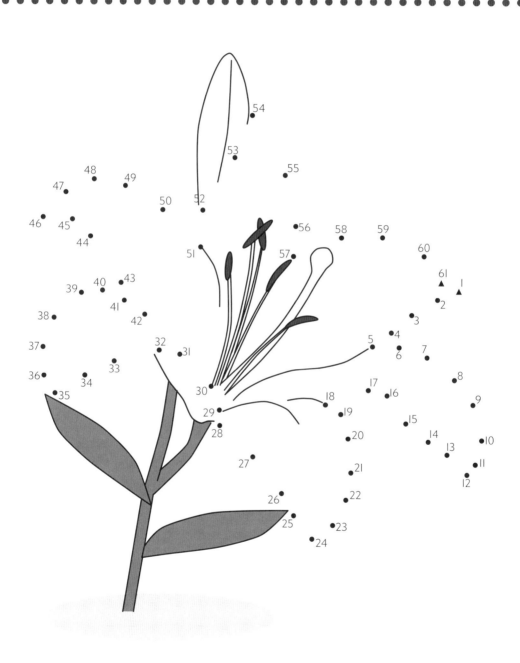

問題　点を1〜84まで順番につないでください。さあ何が出て来るでしょうか。

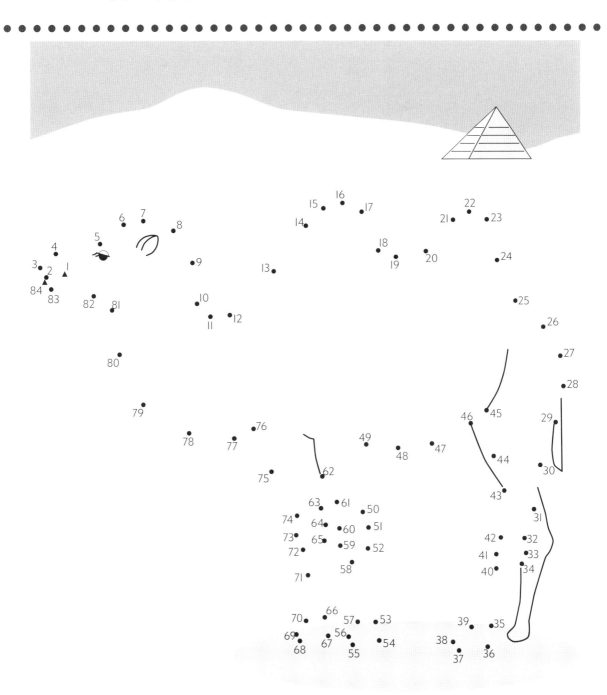

ナンバースケルトンを楽しもう 上級編

問題　2～6桁の数字を空いているマスに1回ずつ入れてください。1マスに数字が1つ入ります。例にならって，数字をつなげて，ナンバースケルトンを楽しみましょう。

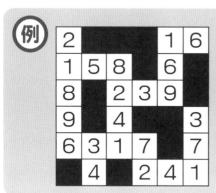

例

2桁：16　34　72

3桁：169　158　241
　　　239　371

4桁：8241　6317

5桁：21896

2桁：34　81
　　　83　54

3桁：275　391
　　　576　937
　　　271　126

4桁：2348
　　　5973
　　　6317
　　　7247

5桁：41928
　　　38962

6桁：158328

39 日本史有名人〇×クイズ

問題　歴史上の有名人を〇×クイズにしました。さあ，思い切りよく答えてください。

① 中国に一番最初に使いを送ったのは，邪馬台国の女王卑弥呼である。〇か×か？

② 名古屋城の金のしゃちほこの鱗を盗んだという伝説のあるのは，石川五右衛門である。〇か×か？

③ 俳人の正岡子規は新聞記者だった。〇か×か？

④ 歌人の与謝野晶子は，「考える人」の作者ロダンに会った。〇か×か？

⑤ 俳人の芭蕉は，江戸で一時期水道工事の仕事をしていた。〇か×か？

⑥ 江戸時代の伊勢の国の船頭，大黒屋光太夫は，ロシアの首都サンクトペテルブルクまで行った。〇か×か？

⑦ 国宝になっているのが一番多い画家は室町時代の雪舟である。〇か×か？

⑧ 1924年に出された宮沢賢治の短編集『注文の多い料理店』は，あっという間に売れ切れた。〇か×か？

⑨ 江戸幕府第8代将軍，徳川吉宗は犬公方と言われた。〇か×か？

⑩ 宮本武蔵は，天草四郎が首領の島原の乱で，幕府方として出陣した。〇か×か？

問題 　色々な動物の名を，判じ絵にしました。どんな動物でしょう。当ててください。

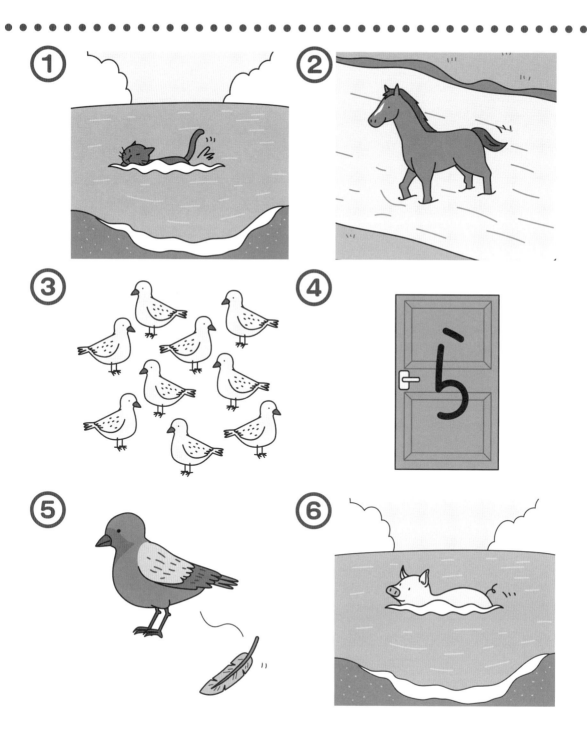

① ② ③ ④ ⑤ ⑥

問題 空いているマスに 1 ～ 9 の数を入れて，縦横それぞれ足して合計が同じ数になるようにしてください。マスの中に書かれている数を使っても OK です。

例　〈答え〉縦横 11。

	7		5
3	1		2
			4

➡

	7		5
3	1	**5**	2
	3		4

----

①

1	3	9	2
	4		6

② 答えはいくつもあります。

	1		7
5		3	2
	9		

----

③

	8		9
6		6	
	8		4

④ 答えはいくつもあります。

4	9		6
	6		8

57

問題 　各県には有名な山と湖があります。その中から特に面白い問題を，10問出します。〇×で答えてください。

① 　三大霊場の一つがある青森県の恐山（おそれざん）は，火山である。〇か×か？

② 　滋賀県の琵琶湖の水は，塩辛い。〇か×か？

③ 　神奈川県箱根の芦ノ湖（あしのこ）は，富士五湖の一つである。〇か×か？

④ 　海とつながっている静岡県の浜名湖（はまなこ）には，巨大ウナギが住んでいる。〇か×か？

⑤ 　宮城県仙台市にある日本で一番低い山，日和山（ひよりやま）は，標高10メートルである。〇か×か？

⑥ 　弘法大師が開いた和歌山県の高野山には，織田信長，明智光秀，上杉謙信などの武将の墓がある。〇か×か？

⑦ 　島根県の中海（なかうみ）にある大根島（だいこんしま）は，桜島大根の名産地である。〇か×か？

⑧ 　滋賀県の余呉湖（よごこ）には，天女が舞い降りたという伝説がある。〇か×か？

⑨ 　新潟県で一番大きな湖は，佐渡島（さどがしま）にある。〇か×か？

⑩ 　静岡県と山梨県にまたがる富士山は，大正時代に噴火した。〇か×か？

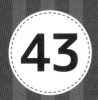
問題 Aさんの経営する高級陶磁器店の青磁の花瓶が，何者かに盗まれました。いったい誰がどのようにして盗んだのでしょうか。皆さんも自由に推理して，真相を突き止めてください。

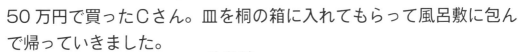

盗まれた青磁の花瓶は，高さ18センチ，横8センチほどの大きさです。値段はたったの3000万円です。

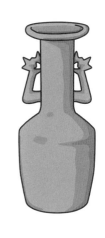

その青磁の花瓶が，今日の夕方店じまいする時に無くなっていたのです。

Aさんは，すぐ警察に連絡をしました。やってきたのは，気鋭のY警部補です。Y警部補は，Aさんに今日の客のことを聞きました。

客は3人。午前中に，古い伊万里焼の小皿を50万円で買ったCさん。皿を桐の箱に入れてもらって風呂敷に包んで帰っていきました。

午後2時ごろ，Bさんが備前焼だと言って，ふたの付いた大きな漬物の甕を抱えてやってきました。Aさんはちらっと見ただけで相手にしませんでした。Bさんは，やがて大事そうに甕を横抱きにして帰っていきました。

そのあと，入れ違いにDさんが来ました。Dさんは1個70万円の曜変天目茶碗を4個買いました。茶碗の入った桐の箱を4つ大きな紙袋に入れてもらって，嬉しそうに帰っていきました。

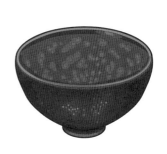

この話を聞いたY警部補は，Bさん宅に急行しました。

Y警部補は，なぜBさんが犯人と分かったのでしょう？

自由に推理してください。

44 面白どっちクイズ

問題 2つの内，問いの答えはどっちでしょう。すばやく答えてください。誰かが，読み上げて遊ぶと面白いです。

① 金づちと打ち出の小づち，
欲しいのはどっち？

② キスとミス，したくないのはどっち？

③ 市と県，知事はどっち？

④ 紅茶とコーヒー，葉っぱはどっち？

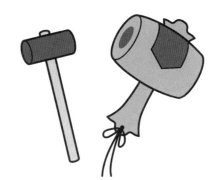

⑤ 西東京市と東東京市，本当にあるのはどっち？

⑥ 東広島市と北広島市，北海道にあるのはどっち？

⑦ 駅伝とマラソン，一人で走るのはどっち？

⑧ かき氷と氷，甘いのはどっち？

⑨ 甘がきと酢牡蛎（すがき），貝はどっち？

⑩ イカリングとイヤリング，身に着けたいのはどっち？

有名俳句穴埋めクイズ

有名な俳句の文字が抜けています。三つの言葉から、正しいものを選んでください。知らなくても勘でOK！

① うつくしや障子の □ の天の川

（ア 柄　イ 穴　ウ 紙）　小林一茶

② 五月雨をあつめて早し □

（ア 信濃川　イ 吉野川　ウ 最上川）　松尾芭蕉

③ 凧 きのふの □ のありどころ

（ア 空　イ 青　ウ 事）　与謝蕪村

④ 青蛙おのれも □ ぬりたてか

（ア インク　イ ペンキ　ウ 絵の具）　芥川龍之介

⑤ いくたびも雪の □ を尋ねけり

（ア 白さ　イ 重さ　ウ 深さ）　正岡子規

⑥ くろがねの □ の風鈴鳴りにけり

（ア 軒　イ 秋　ウ 夜）　飯田蛇笏

61

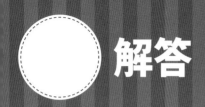

解答

3 Tの字足し算①　8

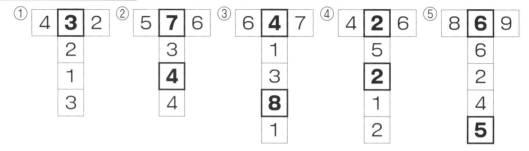

①			②			③			④			⑤		
4	**3**	2	5	**7**	6	6	**4**	7	4	**2**	6	8	**6**	9
	2			3			1			5			6	
	1			**4**			3			**2**			2	
	3			4			**8**			1			4	
							1			2			**5**	

4 いろはスケルトンを楽しもう 初級編　9

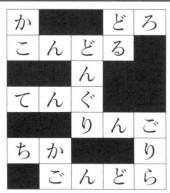

か			ど	ろ
こ	ん	ど	る	■
■	■	ん	■	■
て	ん	ぐ	■	■
■	■	り	ん	ご
ち	か	■	■	り
■	ご	ん	ど	ら

5 人気絶頂！ 街に間違いさがしに行こう　10
①コロッケ大安売！　でした。少しずつ違っていました。　②動物病院なのに看板に植物の絵。　③駅なのに船の絵。　④はね橋を閉じてもつながらない。　⑤電線にコウモリがとまっている。　⑥十万円札→一万円札。

6 おもしろ漢字判じ絵① 12

①７月　②四季　③海外　④救急車（九九車）　⑤黒髪（黒で印刷されている）

⑥車輪（斜輪）　⑦鉛筆（円筆）　⑧判断（半断）

7 お笑い判じ絵① 14

①岡山（オカ山）　②花見（花三）　③アイスクリーム（ア椅子クリー⁶）

④神頼み（紙だのみ）　⑤下戸（げこ）　⑥お払い箱　⑦なさけない（な酒無い）

⑧カラスミ（空，隅（から））　⑨イノシシの肉（イノシシの肉を山鯨（やまくじら）という）

8 クロスワードパズル 初級編 16

¹サ	²ク	³ラ	ン	⁴ボ
⁵カ	リ	ン		ン
⁶ミ	ス	マ	⁷ッ	チ
⁸チ	マ		イ	
	⁹ス	ズ	カ	ケ

＊ケマリ（蹴鞠）

9 この市はどこの県庁所在地？ 17

（上から）愛知県，埼玉県，愛媛県，宮城県，山梨県，沖縄県，島根県，滋賀県，茨城県，栃木県

10 女子駅伝間違いさがし 18

①風船の形

②ネコ

③サングラス

④タスキ

⑤旗

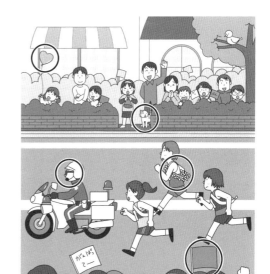

11 どっちが，どっち？ 比べ遊び 20

①東京タワー（360ｍ。通天閣 108ｍ）　②磐梯山（1819ｍ。東京スカイツリー 634ｍ）　③甲子園球場（13000㎡。神宮球場 12659㎡）　④太陽（太陽の半径は地球の半径の 109 倍）　⑤1ｍ（1ｍは1mm の 1000 倍）⑥象の鼻　⑦太陽（太陽の明るさ－26.7 等星。満月－12.7 等星。マイナスが大きいほど明るい）　⑧金星（－4.9～－3.8 等星。火星－3～1.6 等星）⑨真珠（真珠の硬度 3.5。琥珀2）　⑩ダイヤモンド（硬度 10。エメラルド8）　⑪地球から火星（約 7528 万 km。地球から月は約 38 万 4400km）⑫東京から青森（直線距離で約 580km。東京大阪間約 400km）　⑬金（金は水の約 19 倍）　⑭十円玉（4.5ｇ。五十円玉4ｇ）　⑮水素（水素は空気の 1/14 の重さ）　⑯銅（銅は銀よりちょっと軽い）　⑰のぞみ　⑱特急電車

12 ひらがな判じ絵 22

①東（ひが4）　②かぶと（兜。か太）　③西（に4）　④南（3 なみ）　⑤北（き多）　⑥クイズ（9 いず）　⑦市場（1 ば）　⑧違反，範囲（い半，半い）

13 ナンバースケルトンを楽しもう 初級編 23

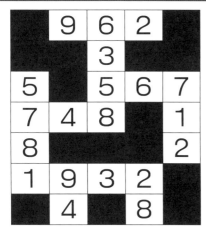

14 ピクトさんクイズ 24

①イ　②ア　③ア　④イ　⑤ア　⑥イ　⑦ア　⑧イ　⑨イ　⑩ア　⑪イ⑫イ

15 円形迷路に挑戦！ 26

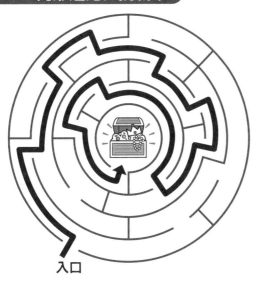

入口

16 言葉見つけ 27

①カバ　イルカ　タコ　ウシ　コイ（2ヵ所あります）　カイ　ウサギ　ウ
マ　イタチ　チン　バイソン（牛の仲間）　シギ（鴫。2ヵ所あります）　サ
イ　イカ　サギ　タイ　コチ
②なす　いかめし　こまつな　かすてら　ごぼう　だんご　あめ　こいこく
かんめん　らーめん　めん（麺も1つにかぞえました）　いか　あん
うめ（2ヵ所あります）　くこ　つな　こめ　こい（2ヵ所あります）

17 漢字クロスワードパズル 初級編 28

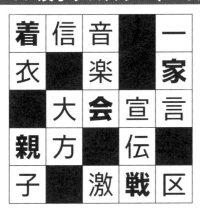

18 持ち歌でないのは？ 29

①ウ（「彼岸花」森昌子。他に同名曲あり）　②イ（「わたしの彼は左きき」麻丘めぐみ）　③ア（「待つわ」あみん）　④イ（「潮来笠」橋幸夫）　⑤ウ（「王将」村田英雄）　⑥ア（「リンゴ追分」美空ひばり）　⑦イ（「愛燦々」美空ひばり）　⑧ウ（「テネシーワルツ」江利チエミ）　⑨ア（「俵星玄蕃」三波春夫）

19 十字足し算 30

（解答例）

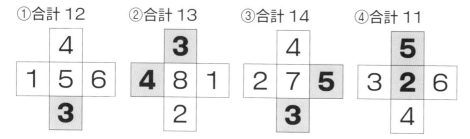

①合計 12　②合計 13　③合計 14　④合計 11

20 相続比べ 31

太郎さん（太郎さん30マス，次郎さん24マス，三郎さん28マス）

21 お笑い判じ絵② 32

①灯台下暗し　②野球（野に球）　③笑い上戸（笑い漏斗）　④人手不足
⑤岡目八目

22 漢字クロスワードパズル　上級編 33

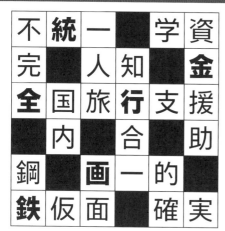

23 Tの字足し算② 34

（解答例）

①合計15

6	**5**	4
	8	
	1	
	1	

②合計14

1	**9**	4
	2	
	1	
	2	

③合計13

4	**2**	7
	5	
	3	
	2	
	1	

④合計21

6	**7**	8
	2	
	5	
	4	
	3	

⑤合計24

7	**8**	9
	6	
	4	
	3	
	1	
	2	

24 いろはスケルトンを楽しもう 上級編 35

■	ぞ	■	く	■	■	い	し
■	う	ぐ	い	す	■	は	ん
か	り	■	■	し	け	ん	■
き	■	■	し	■	し	■	て
ふ	う	せ	ん	■	ご	は	ん
ら	■	■	か	■	む	■	ど
い	せ	ま	い	■	り	■	ん
■	■	■	し	て	ん	■	■

25 もじもじ間違いさがし傑作選 36

①
村村村村村村村村村村
村村村村村村村村村村
村村村村村村村村村村
村村村村村村村村村村
村村（対）村村村村村村
村村村村村村村村村

②
稿稿稿稿稿稿稿稿稿稿
稿稿稿稿稿稿稿稿稿稿
稿稿稿稿稿稿稿稿稿稿
稿稿稿稿稿（縞）稿稿稿稿
稿稿稿稿稿稿稿稿稿稿
稿稿稿稿稿稿稿稿稿

③
受受受受受受受受受受
受受受受受受（愛）受受
受受受受受受受受受受
受受受受受受受受受受
受受受受受受受受受受
受受受受受受受受受受

④
枝枝枝枝枝枝枝枝枝枝
枝枝枝枝枝枝枝枝枝枝
枝枝枝枝枝枝枝枝枝枝
枝枝（技）枝枝枝枝枝枝
枝枝枝枝枝枝枝枝枝枝
枝枝枝枝枝枝枝枝枝枝

	9	1	3		9
1			8	5	6
3			2		2
2	3	9		6	4
6		4	7	6	
8	2				
	1	9	3	4	

３万円）　⑮×（三役は除く）

33 地獄耳遊び
①ア× イ〇 ウ× エ〇 オ× ②ア× イ× ウ〇 エ〇 オ×
③ア× イ〇 ウ× エ× オ〇

34 クロスワードパズル 上級編

1 ワ	2 タ	リ	3 ド	4 リ	■
5 ク	ラ	■	6 ク	カ	7 イ
8 ラ	イ	9 ム	ラ	イ	ト
バ	■	10 ジ	ク	■	シ
■	11 コ	ナ	■	12 カ	ゴ
13 カ	キ	■	14 ハ	モ	

35 定番！十字二字熟語パズル
①大　②銅　③未　④米　⑤常　⑥北　⑦会　⑧口　⑨文, 人　⑩末

36 点つなぎを楽しもう①
37 点つなぎを楽しもう②
①ユリ　②フタコブラクダ

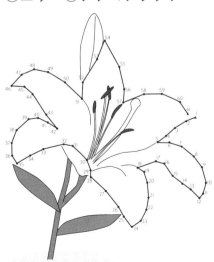

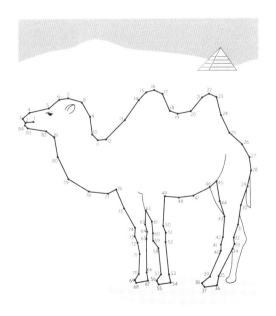

■	3	8	9	6	2	■	■
5	4	■	3	■	■	8	1
9	■	2	7	1	■	■	5
7	■	7	■	2	3	4	8
3	■	5	7	6	■	■	3
■	■	■	2	■	3	■	2
■	8	■	4	1	9	2	8
6	3	1	7	■	■	1	■

39 日本史有名人○×クイズ 55

①×（卑弥呼 238 年，奴国の王 57 年）　②×（正解は江戸時代中期の盗賊，柿木金助）　③○（新聞「日本」の記者だった）　④○（1912 年パリ近郊のロダンの家で）　⑤○（江戸の神田上水）　⑥○（1782 年ロシアに漂流し，1792 年帰国した）　⑦○（「秋冬山水図」「天橋立図」など 6 点）　⑧×（1000 部作ってほとんどが売れ残った）　⑨×（犬公方は 5 代綱吉。吉宗は，米価の高値安定に熱心に取り組んだため米将軍と呼ばれた）　⑩○　＊島原の乱：1637 ～ 1638 年。

40 動物判じ絵 56

①ウミネコ（海猫）　②カバ（河馬）　③ハト（鳩）　④トラ（戸ら）
⑤カラス（烏＝鳥から横棒 1 つトル）　⑥イルカ（海豚）

41 凸凹足し算 57

①縦横 15　②縦横 14 の場合　③縦横 17　④縦横 22 の場合

①
	8		**7**
1	3	9	2
	4		6

②
	1		7
5	**4**	3	2
	9		**5**

③
	8		9
6	**1**	6	**4**
	8		4

④
	7		**8**
4	9	**3**	6
	6		8

※②④は他にも答えがあります。

42 日本の山と湖の〇×クイズ　58

①〇　②×　③×（富士五湖は，西湖・本栖湖・精進湖〈しょうじこ〉・河口湖・山中湖）
④×（巨大ではないが大ウナギが住んでいるのは，鹿児島県の池田湖）
⑤×（標高3メートル）　⑥〇　⑦×（高麗ニンジンの名産地）　⑧〇　⑨〇
（日本で46番目に大きい加茂湖〈かもこ〉がある）　⑩×（最近では，宝永4（1707）年江戸時代中期）

43 高級陶磁器店　青磁の花瓶盗難事件　59

（推理例）Bは，抱えてきた大きな底の抜けた漬物の甕を，Aさんの目を盗んで青磁の花瓶にかぶせたのです。大事そうに甕を横抱きにして帰っていったのは，そのためです。Aさんが青磁の花瓶に目がいかなかったのは，Bと入れ違いにDさんが店に来たからです。しかも，70万円もする曜変天目茶碗を4つも買ってくれるのです。DさんはDさんで，たとえ現代の曜変天目茶碗といえども，よいものは100万円はします。有頂天になっていました。早く持って帰りたかったんです。青磁どころではありませんでした。

44 面白どっちクイズ　60

①もちろん打ち出の小づち　②もちろんミス　③県　④紅茶　⑤西東京市
⑥北広島市　⑦マラソン　⑧かき氷　⑨酢牡蛎　⑩もちろんイヤリング

45 有名俳句穴埋めクイズ　61

①イ（破れ障子から見た天の川は，よりいっそう美しく見えたのです）
②ウ　③ア（空高く上がっている凧を見ていたら，その空がまるで昨日の空のように思えてきたのです）　④イ　⑤ウ　⑥イ（とても寂しい音が響いてきます）

●編者紹介

脳トレーニング研究会

　知的好奇心を満たし，知的教養を高めるクイズ，脳トレーニング効果のある楽しいクイズを日夜，研究・開発している研究会。
　おもな著書
『シニアの定番クイズ&2択・3択・〇×クイズで楽しく脳トレ』
『シニアのクイズ&動物パズル・クイズで楽しく脳トレ』
『シニアのクイズ&都道府県パズルで楽しく脳トレ』
『シニアのクイズ&一筆書きで楽しく脳トレ』
『シニアのクイズ&二・三・四・五字熟語パズルで楽しく脳トレ』
『シニアのクイズ&クロスワードパズルで楽しく脳トレ』
『シニアのクイズ&言葉パズル・遊びで楽しく脳トレ』
『シニアのクイズ&間違いさがしで楽しく脳トレ』
『シニアのクイズ&パズルで楽しく脳トレ』
『バラエティクイズ&ぬり絵で脳トレーニング』
『シニアのための記憶力遊び&とんち・言葉クイズ』
『シニアのための記憶力遊び&脳トレクイズ』
『シニアのための笑ってできる生活力向上クイズ&脳トレ遊び』
『シニアの脳を鍛える 教養アップクイズ&記憶力向上遊び』
『コピーして使えるシニアのとんち判じ絵&知的おもしろクイズ』
『シニアが毎日楽しくできる週間脳トレ遊び―癒やしのマンダラ付き―』
『シニアの面白脳トレーニング222』
『クイズで覚える日本の二十四節気&七十二候』
『クイズで覚える難読漢字&漢字を楽しむ一筆メール』
『コピーして使えるシニアの漢字で脳トレーニング』
『コピーして使えるシニアの脳トレーニング遊び』
『コピーして使えるシニアのクイズ絵&言葉遊び・記憶遊び』
『コピーして使えるシニアの語彙力&言葉遊び・漢字クイズ』
『コピーして使えるシニアの漢字トレーニングクイズ』
『コピーして使えるシニアの漢字なぞなぞ&クイズ』
（以上，黎明書房刊）

イラスト：さややん。

シニアのバラエティクイズ&パズルで楽しく脳トレ

2023年5月10日　　初版発行

編　　者　　脳トレーニング研究会
発行者　　武　馬　久　仁　裕
印　　刷　　株式会社太洋社
製　　本　　株式会社太洋社

発行所　　　　　　　株式会社　黎明書房

〒460-0002　名古屋市中区丸の内3-6-27　EBSビル
☎052-962-3045　FAX052-951-9065　振替・00880-1-59001
〒101-0047　東京連絡所・千代田区内神田1-12-12　美土代ビル6階
☎03-3268-3470